Rima Ibadova

Trombocitopenia induzida por ácido valpróico

Rima Ibadova

Trombocitopenia induzida por ácido valpróico

Baseado num relato de caso

ScienciaScripts

Imprint
Any brand names and product names mentioned in this book are subject to trademark, brand or patent protection and are trademarks or registered trademarks of their respective holders. The use of brand names, product names, common names, trade names, product descriptions etc. even without a particular marking in this work is in no way to be construed to mean that such names may be regarded as unrestricted in respect of trademark and brand protection legislation and could thus be used by anyone.

Cover image: www.ingimage.com

This book is a translation from the original published under ISBN 978-613-4-90316-5.

Publisher:
Sciencia Scripts
is a trademark of
Dodo Books Indian Ocean Ltd. and OmniScriptum S.R.L publishing group

120 High Road, East Finchley, London, N2 9ED, United Kingdom
Str. Armeneasca 28/1, office 1, Chisinau MD-2012, Republic of Moldova, Europe
Printed at: see last page
ISBN: 978-620-8-08204-8

Conteúdo:

Prefácio:

Ser médico, especialmente pediatra, é uma grande honra. Como neurologista infantil, posso dizer que me sinto orgulhosa quando fazemos um diagnóstico correto em casos complicados. Se a doença tiver um mau prognóstico e/ou for incurável, isso retira algum do prazer. É o caso de uma série de doenças neurológicas. A grande doença da infância que vemos é a epilepsia infantil.

Quando a criança apresenta uma crise convulsiva, o médico, a família e o doente interrogam-se sobre a sua recorrência e se se trata de epilepsia. O tipo de crise e a possível síndrome epilética devem ser delineados através de uma avaliação clínica cuidadosa e de testes prováveis. A abordagem clínica de cada doente depende da situação em que ocorreram as crises, dos factores associados, da descrição dos acontecimentos e das condições co-mórbidas da criança. As decisões de tratamento são tomadas na esperança de parar todas as recorrências de convulsões, de utilizar uma dose mínima de agentes antiepilépticos que tenham um efeito anticonvulsivo máximo e de permitir um desenvolvimento tão normal quanto possível.

A epilepsia tem uma grande variedade de síndromas clínicos. As etiologias, as apresentações e os prognósticos são diferentes nesta doença. Um diagnóstico exato é extremamente importante para os cuidados e o tratamento adequados. Os medicamentos antiepilépticos têm proporcionado aos doentes uma melhor tolerabilidade, mas, infelizmente, não se registaram melhorias significativas no controlo global das crises. Muitas doenças epilépticas permanecem intratáveis aos medicamentos atualmente disponíveis. O objetivo deste livro é ajudar os estudantes, os profissionais de saúde e os pais de crianças epilépticas que tomam ácido valpróico a compreender o principal efeito secundário do medicamento, que vemos frequentemente na nossa prática - a trombocitopenia - e as formas de o evitar. Esperamos poder ajudar a informar neste domínio. A investigação no domínio da epilepsia continua a um ritmo acelerado, com a esperança final de curar muitos doentes com epilepsia intratável.

Rima Ibadova, M.D. Neurologista infantil

drrimaibadova@gmail.com

Universidade de Medicina do Azerbaijão. Centro de Saúde Mental e Desenvolvimento Infantil (CMHDC)

Capítulo 1

Trombocitopenia

O sangue é constituído por um certo tipo de células. Estas células flutuam num líquido humano chamado plasma. Os tipos de células sanguíneas são:

- glóbulos vermelhos
- glóbulos brancos
- trombócitos ou plaquetas

Quando a nossa pele é ferida, os trombócitos juntam-se e formam coágulos para parar a hemorragia. Quando o nosso corpo não tem plaquetas suficientes no sangue, o nosso corpo não consegue formar coágulos.

A trombocitopenia é uma doença caracterizada por níveis anormalmente baixos de plaquetas no sangue.

As plaquetas (trombócitos) são células sanguíneas incolores que ajudam o sangue a coagular. As plaquetas param a hemorragia aglomerando-se e formando tampões nas lesões dos vasos sanguíneos.

Uma contagem normal de plaquetas humanas varia de 150.000 a 450.000 plaquetas por microlitro de sangue. A definição comum de trombocitopenia que requer tratamento de emergência é uma contagem de plaquetas inferior a 50.000 por microlitro.

A trombocitopenia significa que não temos plaquetas suficientes, células do sangue que se unem para ajudar a coagular. Pode não nos causar quaisquer problemas de saúde. Mas se tivermos sintomas como sangramento excessivo, os tratamentos podem ajudar.

As plaquetas são produzidas na medula óssea, o tecido esponjoso no interior dos ossos. Podemos ter trombocitopenia se o nosso corpo não as produzir em quantidade suficiente ou se forem destruídas mais rapidamente do que podem ser produzidas.

Muitos factores podem causar trombocitopenia (uma contagem baixa de plaquetas). A doença pode ser adquirida ou hereditária. "Adquirida" significa que não nascemos com a doença, mas desenvolvemo-la. "Herdada" significa que os nossos pais nos transmitem o gene da doença. Por vezes, a causa da trombocitopenia é desconhecida.

Em geral, a trombocitopenia ocorre porque:

- A medula óssea produz plaquetas suficientes, mas o organismo destrói-as ou usa-as.
- A medula óssea do corpo não produz plaquetas suficientes.
- O baço retém demasiadas plaquetas.

Uma combinação dos factores acima referidos também pode causar uma contagem baixa de plaquetas.

A medula óssea não produz plaquetas suficientes:

A medula óssea é o tecido esponjoso que se encontra no interior dos ossos. Contém células estaminais que se desenvolvem em plaquetas, glóbulos vermelhos e glóbulos brancos. Quando as células estaminais são danificadas, não se desenvolvem em células sanguíneas saudáveis.

Muitos factores e condições podem danificar as células estaminais.

O primeiro fator é que **o cancro**, como o linfoma ou a leucemia, pode danificar a medula óssea e destruir as células estaminais do sangue. Os tratamentos contra o cancro, como a quimioterapia e a radiação, também podem destruir as células estaminais.

A anemia, especialmente **a anemia aplástica**, é uma doença do sangue rara, mas grave, em que a medula óssea deixa de produzir células sanguíneas novas em quantidade suficiente. Este fator aumenta o número de plaquetas no nosso sangue.

As toxinas e a exposição a produtos químicos tóxicos, especialmente como o arsénico, os pesticidas e o benzeno, podem abrandar a produção de plaquetas.

O álcool também atrasa a produção de plaquetas. Especialmente se a pessoa beber muito e se comer alimentos com baixo teor de ferro, foliato e vitamina B12.

Alguns **vírus**, especialmente a rubéola, o vírus Epstein-Barr, a papeira, a varicela ou o parvovírus podem diminuir a contagem de plaquetas.

Por vezes, algumas **doenças genéticas** podem causar um número baixo de plaquetas no sangue. Exemplos incluem as síndromes de Wiskott-Aldrich e May-Hegglin.

Alguns **medicamentos,** especialmente os diuréticos e o cloranfenicol, podem abrandar a produção de plaquetas. O cloranfenicol (um antibiótico) é raramente utilizado nos Estados Unidos.

Os medicamentos comuns de venda livre, como a aspirina ou o ibuprofeno, também podem afetar as plaquetas. Alguns outros medicamentos, como o ácido valpróico, etc., também podem causar trombocitopenia.

O corpo destrói as suas próprias plaquetas

Uma contagem baixa de plaquetas pode ocorrer mesmo que a medula óssea produza plaquetas suficientes. Algumas vezes, o corpo pode destruir suas próprias plaquetas durante algumas doenças autoimunes, infecções, gravidez, cirurgia, certos medicamentos e algumas condições que causam coagulação sanguínea excessiva.

As doenças auto-imunes ocorrem quando o sistema imunitário do organismo ataca por engano as células saudáveis do corpo. Se uma doença autoimune destruir as plaquetas do organismo, pode ocorrer trombocitopenia.

O principal exemplo deste tipo de doença autoimune é a trombocitopenia imune (PTI). A PTI é uma doença hemorrágica em que o sangue não coagula como deveria. Pensa-se que a causa da maioria dos casos de PTI é uma resposta autoimune.

Normalmente, o sistema imunitário ajuda o corpo a combater infecções e doenças. Mas se tiver PTI, o seu sistema imunitário ataca e destrói as suas próprias plaquetas. Não se sabe porque é que isto acontece. (A PTI também pode ocorrer se o sistema imunitário atacar a medula óssea, que produz as plaquetas).

Outras doenças auto-imunes, como o lúpus e a artrite reumatoide, também podem destruir as plaquetas.

A trombocitopenia pode ocorrer após envenenamento do sangue por uma infeção bacteriana muito disseminada. Alguns vírus, como o citomegalovírus ou a mononucleose, também podem causar uma contagem baixa de plaquetas.

Cerca de 5 por cento das mulheres grávidas desenvolvem trombocitopenia ligeira quando estão perto do parto. A causa desta doença ainda não é conhecida.

As plaquetas podem ser destruídas quando atravessam válvulas cardíacas artificiais, enxertos de vasos sanguíneos ou máquinas e tubos utilizados em cirurgias de bypass ou transfusões de sangue.

Algumas doenças raras e graves podem causar uma contagem baixa de plaquetas. Dois exemplos principais são a coagulação intravascular disseminada (CID) e a púrpura trombocitopénica trombótica (PTT). Em ambas as doenças, os coágulos sanguíneos consomem muitas das plaquetas do sangue.

Em alguns casos, o baço pode reter demasiadas plaquetas. Normalmente, um terço das plaquetas do corpo é armazenado no baço. Se o baço estiver aumentado, irá reter demasiadas plaquetas. Isto significa que não haverá plaquetas suficientes a circular no sangue. A causa de um baço aumentado é frequentemente um cancro ou uma doença hepática grave, como a cirrose. Um baço aumentado também pode resultar de uma doença da medula óssea, como a mielofibrose. Nesta doença, a medula óssea apresenta cicatrizes e não é capaz de produzir células sanguíneas.

Medicamentos:

Uma reação do nosso corpo a alguns medicamentos pode confundir o nosso corpo e fazer com que ele destrua as suas plaquetas. Exemplos de medicamentos que podem causar esta situação incluem a quinina; antibióticos que contêm sulfa; e alguns medicamentos para as convulsões, como o ácido valpróico.

trombocitopenia. A heparina é um medicamento normalmente utilizado para prevenir coágulos sanguíneos. Mas uma reação imunitária pode fazer com que o medicamento provoque coágulos sanguíneos e trombocitopenia. Esta condição é denominada trombocitopenia induzida por heparina (HIT).

Risco elevado de trombocitopenia, quem está mais em risco?

As pessoas com maior risco de trombocitopenia são as afectadas por uma das condições ou factores discutidos no campo das "causas da trombocitopenia". Isto inclui pessoas que:

- Ter uma reação a certos medicamentos
- Ter certos tipos de cancro, anemia aplástica ou doenças auto-imunes
- Estão expostos a determinados produtos químicos tóxicos
- Ter certos vírus
- Ter certas condições genéticas
- As pessoas de maior risco incluem também os consumidores de álcool em excesso e as mulheres grávidas.

Os principais sinais e sintomas da trombocitopenia?

As hemorragias ligeiras a graves causam os principais sinais e sintomas de trombocitopenia. A hemorragia pode ocorrer no interior do corpo (hemorragia interna) ou debaixo da pele ou à superfície da pele (hemorragia externa).

Os sinais e sintomas podem aparecer de repente ou ao longo do tempo. A trombocitopenia ligeira não tem frequentemente sinais ou sintomas. Muitas vezes, é detectada durante uma análise de sangue de rotina.

Podemos informar o nosso médico se tivermos quaisquer sinais de hemorragia. A trombocitopenia grave pode causar hemorragias em quase todas as partes do corpo. A hemorragia pode conduzir a uma emergência médica e deve ser tratada de imediato.

A hemorragia externa é normalmente o primeiro sinal de uma contagem baixa de plaquetas. A hemorragia externa pode causar erupções cutâneas, como púrpura ou petéquias. As púrpuras são nódoas negras roxas, castanhas e vermelhas. Estas nódoas negras podem ocorrer com facilidade e frequência. Petéquias são pequenos pontos vermelhos ou roxos na pele. Outros sinais de hemorragia externa incluem:

- Hemorragia da boca ou do nariz, especialmente hemorragias nasais ou hemorragias ao escovar os dentes.

- Hemorragia vaginal anormal (especialmente fluxo menstrual intenso).

- Hemorragia prolongada, mesmo em cortes ligeiros.

- Uma hemorragia abundante após uma cirurgia ou um tratamento dentário também pode sugerir um problema de hemorragia.

A hemorragia nos intestinos ou no cérebro (hemorragia interna) é um sintoma muito grave para a vida do doente e pode ser fatal. Os sinais e sintomas incluem:

- Sangue na urina ou nas fezes ou hemorragia do reto. O sangue nas fezes pode aparecer como sangue vermelho ou como uma cor escura e alcatrão. Note que alguns medicamentos, especialmente a toma de suplementos de ferro, também podem causar fezes escuras.

- Dores de cabeça e outros sintomas neurológicos. Estes problemas são muito raros, mas devem ser discutidos com o seu médico.

Diagnóstico de trombocitopenia

O médico irá diagnosticar a trombocitopenia com base na história clínica, no exame físico e nos resultados dos testes. Um hematologista também pode estar envolvido nos nossos cuidados. Este é um médico especializado no diagnóstico e tratamento de doenças e afecções do sangue.

Quando a trombocitopenia é diagnosticada, o médico começa a procurar a sua causa.

Em primeiro lugar, o médico pode perguntar sobre os factores que podem afetar as nossas plaquetas, tais como

- Os nossos hábitos alimentares gerais, incluindo a quantidade de álcool que normalmente bebemos.

- Os medicamentos que tomamos, incluindo os remédios à base de plantas, e as nossas bebidas que contêm quinino. O quinino é uma substância que se encontra frequentemente na água tónica e nos produtos nutricionais para a saúde.

- O risco de SIDA, incluindo perguntas sobre transfusões de sangue, drogas intravenosas (IV), parceiros sexuais e exposição a sangue ou fluidos corporais infecciosos no trabalho.

- Qualquer historial familiar de contagens baixas de plaquetas.

Depois começa o exame físico:

O médico deve fazer um exame físico para procurar sinais e sintomas de hemorragia, como nódoas negras ou manchas na pele. O médico deve examinar o nosso abdómen para verificar se há sinais de aumento do baço ou do fígado. Também é necessário verificar se há sinais de infeção, como febre.

Se o médico detetar sintomas de trombocitopenia, serão recomendados alguns testes de diagnóstico para ajudar a determinar a causa do diagnóstico de uma contagem baixa de plaquetas.

O primeiro teste é um hemograma completo.

O hemograma mede os níveis de glóbulos vermelhos, glóbulos brancos e plaquetas no sangue. Para este exame, é retirada uma pequena quantidade de sangue de um vaso sanguíneo, normalmente do braço.

Se a pessoa tiver trombocitopenia, os resultados deste teste mostrarão que a contagem de plaquetas do doente é baixa. Em seguida, pode ser efectuado um exame de esfregaço de sangue.

Um esfregaço de sangue é utilizado para verificar o aspeto das nossas plaquetas ao microscópio. Para este exame, é retirada uma pequena quantidade de sangue de um vaso sanguíneo, normalmente do braço. Se esta análise revelar uma contagem baixa de plaquetas, podem ser efectuadas análises à medula óssea. As análises à medula óssea verificam se a medula óssea é saudável. As células sanguíneas, incluindo as plaquetas, são produzidas na medula óssea. As duas análises da medula óssea são a aspiração e a biopsia.

Se houver suspeita de um problema hemorrágico, podem ser necessárias outras análises ao sangue. Por exemplo, o médico pode recomendar os testes PT e PTT para verificar se o sangue do doente está a coagular corretamente.

O médico pode também sugerir uma ecografia para verificar o baço. Isto permitirá ao médico verificar se o baço do doente está aumentado.

Como podemos tratar ou prevenir a trombocitopenia?

O tratamento da trombocitopenia depende da sua causa e gravidade. O principal objetivo do tratamento é evitar a morte e a incapacidade causadas por hemorragias.

Se a doença for ligeira, a pessoa pode não precisar de tratamento. Uma contagem de plaquetas totalmente normal não é necessária para evitar hemorragias, mesmo em cortes graves ou acidentes.

A trombocitopenia melhora frequentemente quando a causa subjacente é tratada. As pessoas que herdaram a doença geralmente não precisam de tratamento.

Se uma reação a um medicamento estiver a causar uma contagem baixa de plaquetas, o médico pode prescrever outro medicamento. A maioria das pessoas recupera após a interrupção do medicamento inicial. Para a trombocitopenia induzida por heparina (HIT), parar a heparina não é suficiente. Muitas vezes, é necessário outro medicamento para evitar a coagulação do sangue.

Se o seu sistema imunitário estiver a causar uma contagem baixa de plaquetas, o seu médico pode prescrever medicamentos para suprimir o sistema imunitário.

Trombocitopenia grave

Se a trombocitopenia for grave, o médico pode prescrever tratamentos como medicamentos, transfusões de sangue ou de plaquetas ou esplenectomia.

O médico pode prescrever corticosteróides, imunoglobulina ou outros bloqueadores do sistema imunitário. Também podem ser utilizadas transfusões de sangue ou de plaquetas para tratar pessoas com hemorragias activas ou com elevado risco de hemorragia. Por vezes, é utilizada uma esplenectomia para prevenir a trombocitopenia. A esplenectomia é uma cirurgia para remover o baço. Esta cirurgia pode ser utilizada se o tratamento com medicamentos não resultar. Esta cirurgia é utilizada maioritariamente em adultos com trombocitopenia imune (PTI). No entanto, os medicamentos são frequentemente a primeira forma de tratamento.

Como podemos prevenir a trombocitopenia?

Depende da causa específica da trombocitopenia. Normalmente, a doença não pode ser evitada. No entanto, podemos prevenir problemas de saúde associados à trombocitopenia. Por exemplo:

- Evite medicamentos que sabe terem diminuído a sua contagem de plaquetas no passado.
- Tenha em atenção os medicamentos que podem afetar as suas plaquetas e aumentar o risco de hemorragia. Dois exemplos de tais medicamentos são a aspirina e o ibuprofeno. Estes medicamentos podem tornar o seu sangue demasiado fino.
- Evitar o consumo excessivo de álcool. O álcool atrasa a produção de plaquetas.
- Tente evitar o contacto com produtos químicos tóxicos, como pesticidas, arsénico e benzeno.

Se tiver trombocitopenia , pode tomar medidas para evitar problemas de saúde associados à trombocitopenia. Tenha em atenção os medicamentos que está a tomar, evite ferimentos e contacte o seu médico se tiver febre ou outros sinais ou sintomas de uma infeção.

Pode evitar tomar alguns medicamentos; os dois principais exemplos de tais medicamentos são a aspirina e o ibuprofeno. Tenha cuidado ao utilizar medicamentos de venda livre - muitos contêm aspirina ou ibuprofeno. Informe o seu médico sobre todos os medicamentos que toma, incluindo medicamentos de venda livre, vitaminas, suplementos e remédios à base de plantas.

Deve evitar lesões que possam causar nódoas negras e hemorragias. Pergunte ao seu médico sobre as actividades físicas que são seguras para si.

É preciso tomar precauções de segurança, como usar luvas quando se trabalha com ferramentas e usar o cinto de segurança quando se anda de carro.

Se o seu filho tiver trombocitopenia, tente protegê-lo de ferimentos, especialmente ferimentos na cabeça que podem causar hemorragias no cérebro. Pergunte ao médico do seu filho se é necessário restringir as actividades do seu filho.

Se lhe tiverem retirado o baço, pode ser mais provável que adoeça devido a certos tipos de infeção. Esteja atento à febre ou a outros sinais de infeção e comunique-os imediatamente ao seu médico. As pessoas a quem foi retirado o baço podem precisar de vacinas para prevenir certas infecções, especialmente a meningococo.

Capítulo 2

Trombocitopenia induzida por fármacos (DIT)

A trombocitopenia induzida por fármacos (TIT) é uma doença clínica relativamente comum. É imperativo identificar e remover rapidamente o agente agressor antes de ocorrer uma hemorragia clinicamente significativa ou, no caso da heparina, uma trombose. A DIT pode ser distinguida da púrpura trombocitopénica idiopática (PTI), uma perturbação hemorrágica causada por trombocitopenia não associada a uma doença sistémica, com base na história de ingestão ou injeção do fármaco e nos resultados laboratoriais. As perturbações DIT podem ser uma consequência da diminuição da produção de plaquetas (supressão da medula óssea) ou da destruição acelerada das plaquetas (especialmente destruição imunomediada).

ETIOLOGIA

Centenas de medicamentos têm sido implicados na patogénese da DIT. Como já foi referido, as perturbações da DIT podem ser uma consequência da diminuição da produção de plaquetas ou da destruição acelerada das mesmas. A diminuição da produção de plaquetas é geralmente atribuída a uma mielossupressão generalizada, um efeito adverso comum e previsto da quimioterapia citotóxica. Além disso, tem sido referido que alguns agentes quimioterapêuticos podem induzir trombocitopenia secundária a um mecanismo imunomediado. A supressão selectiva da produção de megacariócitos, mediada por diuréticos tiazídicos, etanol e tolbutamida, pode levar a trombocitopenia isolada. No entanto, as tiazidas também podem induzir uma trombocitopenia grave secundária a um mecanismo imunomediado. A destruição acelerada das plaquetas na presença do fármaco agressor é, na maioria das vezes, de origem imunitária. A destruição não imune das plaquetas, associada a um pequeno número de agentes antineoplásicos, como a bleomicina, pode ocorrer na microangiopatia trombótica (TMA) e na sua forma variante, a síndrome hemolítico-urémica (HUS). O consumo de plaquetas imunomediado está associado a um grande número de fármacos, levando à trombocitopenia imunológica induzida por fármacos (DITP) através de vários mecanismos diferentes. A trombocitopenia induzida por medicamentos ocorre quando certos medicamentos destroem as plaquetas ou interferem com a capacidade do organismo de as produzir em quantidade suficiente. Existem dois tipos de trombocitopenia induzida por medicamentos: imune e não imune. Se um medicamento faz com que o corpo produza anticorpos que procuram e destroem as plaquetas, a condição é chamada de trombocitopenia imune induzida por medicamentos. A heparina, um anticoagulante, é a causa mais comum de trombocitopenia imune induzida por medicamentos. Se um medicamento impedir que a medula óssea produza plaquetas suficientes, a condição é denominada trombocitopenia não imune induzida por medicamentos. Os medicamentos para a quimioterapia e um medicamento para as convulsões chamado ácido valpróico podem causar este problema. Outros medicamentos que causam trombocitopenia induzida por medicamentos incluem:

- Ouro, utilizado para tratar a artrite
- Furosemida
- Anti-inflamatórios não esteróides (AINEs)
- Penicilina
- Quinidina
- Quinino
- Ranitidina
- Sulfonamidas
- Linezolida e outros antibióticos

Patogénese: A patogénese da DITP é complexa, uma vez que foram propostos pelo menos seis mecanismos diferentes através dos quais os anticorpos induzidos por medicamentos podem promover a destruição das plaquetas.

A etiologia da trombocitopenia imune induzida por fármacos é complexa, tendo sido identificados pelo menos seis mecanismos patológicos distintos. A trombocitopenia induzida por heparina (HIT) é tecnicamente a causa mais comum de trombocitopenia associada a fármacos, mas a queda dos níveis de plaquetas em doentes com HIT raramente é suficiente para provocar hemorragia e a trombose é a principal complicação clínica. A HIT tem uma patogénese única, foi extensivamente revista noutros locais e será apenas mencionada brevemente. Excluindo a trombocitopenia induzida pela heparina, a trombocitopenia imune do tipo "quinina" e a trombocitopenia induzida por inibidores da GPIIb/IIIa plaquetária são as causas mais prováveis da diminuição da contagem de plaquetas nos doentes observados clinicamente.

Mecanismos de trombocitopenia imune induzida por fármacos e medicamentos habitualmente implicados.

Anticorpos induzidos por haptenos

Os primeiros estudos imunológicos sugeriram que as pequenas moléculas, como os fármacos, só desencadeiam uma resposta imunitária quando ligadas covalentemente a uma macromolécula, como uma proteína, na qual actuam como um "hapteno", para induzir uma resposta imunitária humoral. Os anticorpos resultantes reconhecem a molécula transportadora apenas onde o "hapteno" está ligado covalentemente. Por conseguinte, quando a trombocitopenia imune induzida por fármacos foi reconhecida pela primeira vez como uma entidade clínica, suspeitou-se que o fármaco se tornava imunogénico ao ser ligado covalentemente a uma proteína da membrana celular, tornando-se assim capaz de induzir um anticorpo clássico "hapteno-dependente". Após a re-exposição de um indivíduo sensibilizado ao fármaco, presumiu-se que o complexo fármaco-proteína se formava novamente, fornecendo um alvo para o anticorpo e permitindo-lhe causar a destruição das plaquetas. Este mecanismo é provavelmente responsável pela anemia hemolítica imune anteriormente observada num subconjunto de doentes tratados com doses maciças de penicilina, um fármaco que reage covalente e espontaneamente com grupos amino livres nas proteínas, em virtude de conter um elemento estrutural beta-lactâmico reativo. Um relatório recente indica que o derivado da penicilina amplamente utilizado, a pipericilina, pode induzir anticorpos específicos para haptenos reativos com hemácias revestidas com pipericilina, mas não se sabe se esses anticorpos realmente causam a anemia hemolítica observada em alguns pacientes tratados com pipericilina. Um processo semelhante pode ser responsável pela trombocitopenia observada raramente em pacientes tratados com penicilina, pipericilina e antibióticos cefalosporínicos, mas isso não foi confirmado experimentalmente. Como será discutido, o comportamento habitual in vitro dos anticorpos dependentes de fármacos (DDAbs) encontrados em doentes com DITP é distintamente diferente do esperado dos anticorpos clássicos "hapteno-específicos".

"Trombocitopenia imune de tipo "quinino

Há mais de um século, reconheceu-se que os doentes tratados com quinino para a malária apresentavam por vezes hemorragias agudas e graves que se resolviam quando o quinino era descontinuado. Mais tarde, descobriu-se que esses doentes não tinham praticamente plaquetas em circulação, apesar de terem um número adequado de megacariócitos na medula óssea. Posteriormente, verificou-se que outros medicamentos eram capazes de produzir um quadro clínico semelhante. No início dos anos 50, JF Ackroyd e colegas estudaram uma série de doentes que desenvolveram trombocitopenia grave enquanto tomavam o sedativo alilisopropil-acetilureia (Sedormid). Descobriram que o soro desses indivíduos continha um fator que provocava a aglutinação e a lise das plaquetas na presença do fármaco e demonstraram que a reexposição ao fármaco após a recuperação conduzia a uma recorrência da trombocitopenia. Na década de 1950, NR Shulman e colaboradores demonstraram que o fator sérico dependente de fármaco que actuava sobre as plaquetas era um anticorpo que não se comportava como se fosse "hapteno-específico", uma vez que reagia com as células apenas na presença de fármaco solúvel, a sua ligação não era inibida pelo fármaco nas concentrações mais elevadas que era possível obter e não reagia com células pré-tratadas com fármaco e depois lavadas. Numa série de estudos notáveis para a sua época, Shulman sugeriu que os DDAbs reagiam diretamente com o próprio fármaco sensibilizante para formar um "complexo imunitário" e propôs que este complexo reagisse com a célula-alvo para causar a sua destruição como um "espetador inocente". No entanto, em estudos posteriores, os complexos fármaco-anticorpo hipotéticos não puderam ser demonstrados experimentalmente e verificou-se que os

DDAbs reagem com os alvos através dos seus domínios Fab e não dos seus domínios Fc, como seria de esperar de um complexo imunitário. Por conseguinte, foi defendida a ideia de que o fármaco reage de forma não covalente com as proteínas alvo para, de alguma forma, as preparar para o reconhecimento pelos DDAbs.

Estudos recentes sugerem que os DDAbs produzidos por doentes sensíveis ao quinino e a outros fármacos podem derivar de um conjunto natural de imunoglobulinas que são fracamente auto-reactivas com epítopos em glicoproteínas da membrana plaquetária e que os fármacos capazes de causar DITP possuem elementos estruturais que melhoram o ajuste entre estes auto-anticorpos e os seus alvos, aumentando a constante de associação para a ligação de anticorpos para um valor que permite que o fármaco, em concentrações farmacológicas, promova a ligação de anticorpos e cause destruição celular. Este modelo não foi diretamente validado, mas é consistente com estudos que demonstram que o quinino fica "preso" na superfície das plaquetas quando o anticorpo se liga e com a descoberta de que os anticorpos monoclonais reactivos às plaquetas, dependentes do quinino, se ligam ao fármaco na proporção de 1:2 esperada para uma interação específica anticorpo/fármaco. Um conceito alternativo proposto para explicar a ligação de anticorpos dependente de fármacos é que certos fármacos induzem uma alteração estrutural numa glicoproteína alvo, levando à criação de neoepítopos noutros locais da proteína para os quais os anticorpos são específicos. É improvável que este mecanismo explique a ligação de anticorpos induzida por fármacos como o quinino, que interagem apenas fracamente com as proteínas e não se espera que estabilizem uma estrutura alternativa. No entanto, poderia explicar a trombocitopenia em doentes tratados com inibidores plaquetários da classe fiban, que se ligam fortemente ao local de reconhecimento RGD da GPIIb/IIIa e "activam" a integrina.

Um modelo para a ligação de anticorpos dependente de fármacos

A grande maioria dos DDAbs específicos para plaquetas reconhece os complexos de glicoproteínas de membrana IIb/IIIa e/ou Ib/IX. Os domínios restritos da GPIb/IX e da GPIIIa parecem ser os alvos preferenciais dos anticorpos induzidos pelos fármacos quinina, quinidina, rifampicina e ranitidina. A razão pela qual as plaquetas são tão frequentemente alvo de DDAbs e a forma como esta notável classe de anticorpos é induzida após a exposição de alguns indivíduos a determinados fármacos está atualmente por resolver.

Trombocitopenia induzida por inibidores plaquetários miméticos do RGD

Os fármacos miméticos do RGD (fibans) são agentes sintéticos que se ligam firmemente ao local de reconhecimento do ácido argininoglicina-aspártico (RGD) na GPIIb/IIIa e impedem a formação de trombos plaquetários, bloqueando a reação da integrina activada com o fibrinogénio e outros ligandos. Dois fármacos desta classe, o tirofiban e o eptifibatide, são amplamente utilizados para reduzir as complicações após angioplastia coronária transluminal percutânea (ACTP). Nos ensaios iniciais e na experiência clínica subsequente, verificou-se que entre 0,1 e 2% dos doentes tratados com estes fármacos apresentavam trombocitopenia aguda, frequentemente grave, poucas horas após a primeira exposição a um destes fármacos. Estudos serológicos indicam que esta complicação é causada por anticorpos que podem ser naturais e que reconhecem a GPIIb/IIIa num complexo com o ligando mimético específico que causou a trombocitopenia. Sabe-se que tanto o péptido RGD como os fármacos miméticos de péptidos induzem alterações estruturais na GPIIb/IIIa reconhecidas por anticorpos monoclonais específicos para "locais de ligação induzidos por ligandos" (LIBS) na integrina. Foi sugerido que os anticorpos de doentes com trombocitopenia induzida por fiban são específicos para determinantes semelhantes induzidos por ligandos na GPIIb/IIIa, mas tal não foi formalmente provado. Em geral, os anticorpos de doentes com trombocitopenia induzida por tirofiban não reconhecem a GPIIb/IIIa num complexo com eptifibatide (e vice-versa) e nenhum dos tipos de anticorpos reage com a GPIIb/IIIa associada ao péptido RGD. Estas observações sugerem que cada ligando pode induzir estruturas ligeiramente diferentes

alterações na integrina que podem ser distinguidas pelos anticorpos dos doentes. A razão pela qual alguns indivíduos devem ter anticorpos naturais específicos para alterações conformacionais induzidas na GPIIb/IIIa por fármacos miméticos do RGD é uma questão interessante e não resolvida.

Trombocitopenia induzida por abciximab

O abciximab, o primeiro anticorpo monoclonal quimérico (ratinho/humano) aprovado para uso humano, é um fragmento de fármaco específico para um loop peptídico no domínio beta A da GPIIIa. Uma vez que este epítopo está próximo do local de reconhecimento do RGD, o abciximab bloqueia a reação do fibrinogénio com a GPIIb/IIIa activada, inibindo assim a formação de trombos plaquetários. Cerca de 2% dos doentes que recebem abciximab pela primeira vez e 10-12% que recebem este agente uma segunda vez desenvolvem trombocitopenia aguda, frequentemente grave, poucas horas após o início do tratamento. Nestes doentes, podem normalmente ser detectados anticorpos que reagem fortemente com plaquetas normais revestidas com abciximab e parecem ser específicos para sequências de rato no medicamento que conferem especificidade para GPIIIa. A identificação laboratorial de tais anticorpos é complicada pelo facto de muitas pessoas normais terem anticorpos naturais, aparentemente benignos, que são específicos para o local de clivagem da papaína introduzido no terminal C do abciximab no processo de fabrico e, por conseguinte, se ligam a plaquetas revestidas com abciximab. Estes últimos anticorpos podem ser distinguidos dos anticorpos patogénicos específicos para sequências de ratinho, mostrando que a sua ligação pode ser inibida por fragmentos Fab preparados a partir de IgG normal. Um subgrupo de doentes a quem foi administrado abciximab mantém níveis normais de plaquetas durante 6-8 dias antes de sofrer trombocitopenia aguda. A destruição das plaquetas nestes indivíduos é causada por anticorpos produzidos em resposta à infusão inicial de um dia do medicamento. Os anticorpos recém-formados são capazes de causar a destruição das plaquetas porque o abciximab ligado às plaquetas persiste na circulação até duas semanas após o tratamento.

Autoanticorpos induzidos por medicamentos

As observações clínicas e laboratoriais sugerem que os medicamentos desencadeiam ocasionalmente a produção de auto-anticorpos específicos para as plaquetas, conduzindo a um quadro clínico indistinguível da trombocitopenia autoimune espontânea (AITP). Uma situação semelhante à AITP ocorreu em 1-2% dos doentes tratados com sais de ouro para a artrite reumatoide. Outros medicamentos implicados como possíveis factores desencadeantes de AITP incluem L-dopa, amida de procaína, penicilamina e sulfametoxazol . A forma como determinados medicamentos induzem uma resposta autoimune contra as plaquetas é desconhecida. Sugeriu-se que alguns medicamentos perturbam o processamento das glicoproteínas plaquetárias pelos macrófagos, levando à geração de péptidos crípticos que não são normalmente vistos pelo sistema imunitário, mas há poucas provas diretas disso. Nos últimos anos, vários relatórios descreveram um quadro clínico semelhante ao da AITP em doentes tratados para doenças malignas ou imunitárias com os anticorpos monoclonais quiméricos infliximab (anti-TNF alfa), rituximab (anti-CD20), etanercept (anti-recetor de TNF alfa) e efalizumab (anti-CDlla). A maioria dos casos resolveu-se após semanas ou meses de tratamento com corticosteróides. Desconhece-se se esta complicação está relacionada com os efeitos imunomoduladores destes agentes.

Trombocitopenia induzida por heparina (HIT)

Cerca de 5% dos doentes que recebem heparina não fraccionada e uma percentagem menor dos que são tratados com heparina de baixo peso molecular durante pelo menos 5-7 dias desenvolvem trombocitopenia de baixo grau, que por si só raramente é sintomática. No entanto, um subgrupo de doentes apresenta trombose venosa ou arterial, que pode ser fatal. A HIT é causada por anticorpos que reconhecem complexos de heparina e fator plaquetário 4 (PF4), uma quimiocina CXC de 32 kD que se encontra nos grânulos alfa das plaquetas. Relatórios recentes sugerem que os anticorpos HIT podem reconhecer o fator plaquetário 4 libertado das plaquetas e ligado ao sulfato de condroitina, o principal glicosaminoglicano (GAG) presente na superfície das plaquetas. A tendência trombótica associada à HIT pode ser o resultado de micropartículas pró-coagulantes libertadas das plaquetas após a ativação dos receptores Fc. Podem também estar a funcionar outros mecanismos. Uma discussão mais aprofundada sobre a HIT está para além do âmbito desta revisão. Para informações pormenorizadas, remete-se o leitor para publicações recentes.

As perturbações da DIT podem ser uma consequência da diminuição da produção de plaquetas (supressão da medula óssea) ou da destruição acelerada das plaquetas (especialmente destruição imunomediada). O consumo de plaquetas imunomediado está associado a um grande número de fármacos que conduzem à trombocitopenia imunológica induzida por fármacos (DITP), na qual a destruição das plaquetas é causada por imunoglobulinas que reconhecem glicoproteínas específicas da membrana plaquetária (GPs) apenas na presença do fármaco sensibilizador associado de forma não covalente a uma GP específica. Em alguns casos, não só o fármaco em si, mas também os seus metabolitos são responsáveis pela resposta imunitária no doente. Os DDAbs ligam-se a "neoantigénios" nas plaquetas através dos seus fragmentos Fab e reconhecem mais frequentemente epítopos nos complexos GP Ib/IX/V e/ou IIb/IIIa e PECAM-l. O fármaco tem de estar presente para que o anticorpo dependente de fármaco se ligue à superfície das plaquetas e cause a sua destruição. No entanto, é controverso se os locais de ligação dos DDAbs são epítopos compostos que consistem em elementos da proteína da membrana celular e do fármaco ou se o fármaco induz alterações conformacionais da molécula alvo, criando assim "neoepítopos" noutras partes da molécula.

A DITP é um efeito secundário relativamente frequente dos inibidores da GPIIb/IIIa, mas o mecanismo responsável pela trombocitopenia induzida pelos inibidores da GPIIb/IIIa difere dos mecanismos implicados na trombocitopenia induzida pela quinina, quinidina e sulfonamida. É imperativo identificar e remover rapidamente o agente agressor antes que ocorra uma hemorragia clinicamente significativa ou, no caso da heparina, uma trombose. Podem ser utilizados muitos métodos diferentes para a deteção de anticorpos dependentes de fármacos. A citometria de fluxo parece ser uma das técnicas mais rápidas e sensíveis para a identificação de anticorpos dependentes de fármacos no soro ou plasma dos doentes.

Capítulo 3

Tipos de epilepsia na infância

A epilepsia é uma doença crónica comum e geralmente mal compreendida. A epilepsia pode ocorrer em todas as fases da vida, e a epilepsia infantil está muito disseminada entre as crianças de todas as idades. O diagnóstico e o tratamento corretos são cruciais, dado o potencial de consequências para toda a vida do cérebro em desenvolvimento. Nem todas as crises precisam de ser tratadas, uma vez que existem diferenças no tratamento de estados epilépticos verdadeiros em relação a crises reactivas ou isoladas. Existem muitas perturbações paroxísticas que afectam as crianças, como alguns problemas de comportamento e parassónias, que são frequentemente confundidas com fenómenos epilépticos. Além disso, as epilepsias da infância diferem significativamente umas das outras e das formas de convulsões do adulto.

Nas duas primeiras décadas de vida, aproximadamente 5% das crianças terão alguma forma de convulsão. A maior parte destas convulsões são provocadas de forma aguda, muitas vezes no contexto de uma doença febril, e não as convulsões recorrentes não provocadas que são a marca da epilepsia. Entre todas as crianças que têm uma única crise não provocada, apenas cerca de 40% delas terão uma segunda. Cerca de 20% dos pacientes que sofrem algum tipo de convulsão desenvolverão mais tarde epilepsia: aos 20 anos de idade, cerca de 1% da população terá sido diagnosticada com esta doença. Vários estudos demonstraram que a incidência da epilepsia é elevada no primeiro ano de vida, mais baixa na meia-idade e volta a aumentar nos idosos. Além disso, os estudos demonstraram que as causas, os tipos e os resultados diferem significativamente entre estas duas populações.

A definição de epilepsia é enganadoramente simples: ter duas ou mais convulsões não provocadas separadas por mais de 24 horas. As convulsões são paroxismos de atividade cortical anormalmente hiperexcitável e hipersincrónica que resultam numa alteração da sensação, da função motora, do comportamento ou do sensorium. Se a convulsão ocorrer imediatamente a seguir a um evento precipitante, então é referida como uma convulsão agudamente provocada ou convulsão sintomática aguda. Por exemplo, convulsões febris, convulsões no momento de um traumatismo, no contexto de hiponatremia ou em associação com uma síndrome de abstinência (por exemplo, álcool).

Se um doente tiver duas ou mais convulsões não provocadas, então esse doente pode ser justificadamente rotulado como tendo epilepsia. Muitos tipos diferentes de fenótipos clínicos são abrangidos por esta terminologia. Tal como acontece com as epilepsias que surgem na idade adulta, as crianças podem sofrer convulsões como consequência de traumatismos, infecções do SNC, acidentes vasculares cerebrais e outras lesões cerebrais. As convulsões que resultam de malformações cerebrais do desenvolvimento, como as perturbações da migração neuronal que conduzem a displasias corticais focais, são em grande parte exclusivas da infância. E é interessante que, por vezes, um distúrbio epilético pode não se desenvolver durante muitos anos, embora o córtex anormalmente formado esteja presente desde o nascimento. As razões para este facto ainda não são claras.

Para dar alguma aparência a esta vasta paisagem, as epilepsias têm sido historicamente categorizadas ou classificadas com base em caraterísticas electroclínicas. Internacional League Against Epilepsy (ILAE) elaborou uma classificação das crises, que utiliza a etiologia e o tipo de crise. Os três principais tipos de crises são sintomáticas, idiopáticas e criptogénicas. Se a epilepsia do doente tem origem numa causa evidente, como uma crise sintomática remota devida a uma lesão cerebral antiga, então a epilepsia é referida como sintomática. Algumas epilepsias não são causadas por uma anomalia anatómica evidente, mas são herdadas - seja como uma única mutação ou como um conjunto de mutações que interagem entre si. Este tipo de epilepsia é designado por idiopático. Exemplos de epilepsias idiopáticas podem ser a epilepsia de ausência infantil e a epilepsia Rolandic benigna. Nalgumas epilepsias não é possível encontrar uma causa evidente: A RMN é normal, não existe uma hereditariedade clara e nenhum aspeto do exame revela uma potencial etiologia. Estas epilepsias são designadas por criptogénicas - o que significa literalmente que a causa está oculta.

Outro esquema de classificação utiliza o tipo de crise como critério. As crises que têm origem numa região específica do cérebro são designadas por parciais, enquanto as crises que envolvem ambos os hemisférios desde o início são designadas por generalizadas.

No caso da epilepsia pediátrica, outra particularidade é o conceito de síndrome epilético: uma constelação de um determinado tipo de crise (ou crises), caraterísticas do EEG e outros fenómenos clínicos frequentemente associados a uma determinada idade de início. Por exemplo, a síndrome de West, a síndrome de Drawet, a síndrome de ausência infantil, a epilepsia mioclónica juvenil, etc.

Para compreender melhor as epilepsias infantis, podemos dividi-las por grupos etários:

Nos recém-nascidos (0-1 mês após o nascimento), os tipos de convulsões mais observados são as convulsões neonatais familiares benignas, a encefalopatia mioclónica precoce (EME) e a encefalopatia epilética infantil precoce (síndrome de Ohtahara ou EIEE).

No período infantil (1-12 meses), é frequente observarmos convulsões febris, epilepsia generalizada com convulsões febris mais (GEFS+), epilepsia mioclónica benigna da infância, epilepsia mioclónica grave na infância (síndrome de Dravet), Espasmos infantis (síndroma de West), convulsões gelásticas, complexo de esclerose tuberosa, encefalite por herpes simples, estado epilético refratário, epilepsia mioclónica com fibras vermelhas irregulares, síndroma de Struge-Weber, etc.

No período da infância (1-6 anos), as crises mais observadas são a Epilepsia Benigna da Infância com Picos Centro-Temporais, a Epilepsia de Ausência na Infância, a Síndrome de Panayiotopoulus, as Crises Parciais Complexas, a Síndrome de Lennox-Gastaut, Estado epilético não convulsivo, displasia cortical focal, síndrome de Landau-Kleffner, atividade cotínua de espículas e ondas durante o sono de ondas lentas, encefalite de Rasmussen, epilepsia mioclónica-estática (síndrome de Doose), etc.

No período da adolescência, vemos frequentemente Epilepsia Mioclónica Juvenil, Doença de Unverricht-Lundborg, Convulsões e Epilepsia Pós-traumáticas, Epilepsias Reflexas, Epilepsia Autossómica Dominante Nocturna do Lobo Frontal.

O que podemos prestar atenção nas crianças que podem sofrer convulsões: Como é que sabemos se foi uma convulsão?

Quando uma criança tem um acontecimento ou episódio invulgar, pode suspeitar-se de uma convulsão. Uma descrição detalhada do aspeto do acontecimento é a informação mais importante para ajudar a equipa de cuidados de saúde a decidir se o seu filho teve uma convulsão. A equipa médica provavelmente não verá o seu filho ter uma convulsão. No entanto, normalmente sabem o que acontece no início, meio e fim de uma convulsão. A sua descrição ajudará o médico ou enfermeiro a determinar se o episódio é uma convulsão e, em caso afirmativo, que tipo de convulsão é. Compreendemos que ver o seu filho ter uma convulsão é muito assustador e que pode não se lembrar de muitos pormenores. Anote os pormenores da convulsão logo que possível após a sua ocorrência. Também é importante manter um calendário de convulsões ou um registo de todas as convulsões do seu filho. Leve sempre esta informação consigo para as consultas de neurologia do seu filho.

O exame médico mais útil para diagnosticar as convulsões é um eletroencefalograma ou EEG. Um EEG regista a atividade eléctrica no cérebro. Um EEG não nos pode dizer com certeza se o seu filho teve uma convulsão, a não ser que ele tenha uma convulsão real durante o teste. Isto raramente acontece. No entanto, se o seu filho tiver anomalias na atividade eléctrica mesmo quando não está a ter uma convulsão, isso diz-nos que o seu filho pode estar em risco acrescido de ter convulsões. Esta informação, juntamente com a forma como descreve o acontecimento, pode normalmente ajudar-nos a determinar se o seu filho teve uma convulsão.

O facto de uma criança ter um EEG anormal não significa que tenha tido uma convulsão ou que alguma vez venha a ter uma convulsão. Da mesma forma, se uma criança tiver um EEG normal, isso não significa que nunca terá uma convulsão. Um EEG é apenas um instantâneo da atividade eléctrica no cérebro nesse momento. A atividade eléctrica anormal pode não aparecer quando o EEG é realizado.

Como é que são as convulsões?

Existem muitos tipos diferentes de convulsões. Nem toda a gente cai e treme quando tem uma convulsão. Mas nem todas as pessoas que caem no chão e começam a tremer estão a ter uma convulsão. Há muitos outros tipos de problemas que podem parecer convulsões. Algumas coisas que podem ser confundidas com convulsões em crianças incluem síncope (desmaio), retenção da respiração, refluxo (cuspir) em bebés e ataques de ansiedade.

O que acontece durante uma convulsão?

Existem muitos tipos diferentes de ataques epilépticos. O tipo de ataque epilético que uma criança tem depende da área do cérebro que é afetada.

Existem dois tipos principais de convulsões: as convulsões focais (por vezes chamadas convulsões parciais) e as convulsões generalizadas. As crises focais afectam apenas um lado do cérebro e as crises generalizadas afectam ambos os lados do cérebro. Geralmente, os adultos e as crianças têm os mesmos tipos de convulsões, embora algumas possam ser mais comuns na infância do que na idade adulta. Por exemplo, as crises de ausência, que podem ser muito breves e são frequentemente confundidas com "sonhar acordado" ou com falta de atenção.

As diferentes crises incluem:

- abalos no corpo (convulsões)
- movimentos repetitivos
- sensações invulgares, tais como um gosto estranho na boca ou um cheiro estranho, ou uma sensação de aumento no estômago.

Em alguns tipos de convulsões, a criança pode estar consciente do que está a acontecer. Noutros tipos, a criança fica inconsciente e não se recorda da convulsão.

Algumas crianças podem ter convulsões quando estão a dormir (por vezes chamadas convulsões "adormecidas" ou "nocturnas"). As convulsões durante o sono podem afetar os padrões de sono e fazer com que a criança se sinta cansada e confusa no dia seguinte.

Que tipos de convulsões têm os recém-nascidos?

Convulsões subtis - Nos bebés, as convulsões podem não ser óbvias para um observador. As convulsões podem manifestar-se por alterações nos padrões respiratórios ou movimentos das pálpebras ou dos lábios. Podem apresentar movimentos de bicicleta das pernas, breves sacudidelas ou episódios de endurecimento do corpo e dos membros. A pessoa pode estar menos alerta do que o habitual. Pode ser difícil atrair a sua atenção e os seus olhos podem não se focar corretamente.

Convulsões clónicas - o bebé pode apresentar um enrijecimento ou rigidez de um braço ou perna que pode mudar de um lado para o outro.

Convulsões mioclónicas - toda a parte superior do corpo do bebé pode dar um solavanco repentino para a frente. Ou ambas as pernas podem sacudir-se em direção à barriga, com os joelhos dobrados.

Convulsões tónicas - o corpo do bebé fica rígido e as pálpebras podem piscar.

Convulsões em bebés com idades compreendidas entre 1 mês e 1 ano (lactentes)

Que tipos de convulsões têm os bebés?

Convulsões clónicas - o bebé pode apresentar um enrijecimento ou rigidez de um braço ou perna que pode mudar de um lado para o outro.

Espasmos infantis - o bebé pode inclinar-se para a frente e o seu corpo, braços e pernas ficam rígidos. Ou os braços e as pernas podem ser projectados para fora. Normalmente, estas convulsões afectam igualmente os dois lados do corpo.

Convulsões mioclónicas - a cabeça do bebé pode parecer estar a abanar, ou toda a parte superior do corpo pode dar um solavanco repentino para a frente. Por vezes, as pernas dos bebés dão um salto para cima em direção à barriga, com os joelhos dobrados.

Convulsões tónicas - o corpo do bebé fica rígido e as pálpebras podem piscar.

Convulsões focais - o bebé pára o que está a fazer e não se apercebe do que se passa à sua volta. Pode ficar a olhar fixamente, ou mover os olhos ou a cabeça para um lado.

Um lado do corpo pode sacudir-se, e isto pode mudar de um lado para o outro. O bebé pode vir a ter uma crise tónico-clónica (convulsiva).

A epilepsia pediátrica não se resume às crises. Embora as crises sejam certamente o aspeto mais dramático das doenças epilépticas, estão longe de ser a única manifestação clínica. Em comparação com crianças com outras doenças crónicas, os doentes com epilepsia têm uma taxa mais baixa de sucesso escolar, emprego, casamento e outras medidas importantes de qualidade de vida. As taxas de perturbações afectivas e de problemas de comportamento são também muito mais elevadas do que na população em geral.

Atualmente, existe uma grande variedade de opções de tratamento para a epilepsia. Uma vez efectuado o diagnóstico de epilepsia, é necessário considerar o tratamento adequado. Algumas formas de epilepsia infantil podem não exigir qualquer intervenção para além da educação e da tranquilização. Por exemplo, a epilepsia Rolândica benigna é uma epilepsia idiopática de localização comum na infância que se resolve espontaneamente por volta dos 20 anos de idade.

Para as crianças com convulsões recorrentes não provocadas que são suficientemente frequentes para requererem intervenção, existem pelo menos 16 medicamentos diferentes entre os quais se pode escolher. Factores como o tipo de epilepsia, a idade do doente e as co-morbilidades são considerações importantes para decidir qual a medicação a utilizar. Talvez o fator mais importante na escolha do medicamento seja o perfil específico dos efeitos secundários do medicamento e a sua adequação a um determinado doente. Em geral, cerca de 60% dos doentes ficarão livres de crises com um dos dois primeiros anticonvulsivantes prescritos. Infelizmente, para aqueles cuja epilepsia não responde, a probabilidade de sucesso do tratamento com os ensaios de medicação subsequentes é muito menor. Por este motivo, os doentes que não respondem a um dos primeiros dois ou três medicamentos são designados por "refractários aos medicamentos". Felizmente, existe um leque cada vez maior de opções para os doentes com epilepsia medicamente refractária. Uma possibilidade é a utilização da dieta cetogénica: um protocolo com alto teor de gordura e baixo teor de hidratos de carbono. Com esta dieta, a produção de corpos cetónicos aumenta e melhora o controlo das crises. Para doentes cuidadosamente selecionados, outra opção é a cirurgia da epilepsia. A cirurgia da epilepsia dá bons resultados em doentes com displasia cortical focal ou em hemimegalencefalia. A evolução pré-cirúrgica, como a neuroimagem, a monitorização do EEG e estudos neuropsicológicos detalhados, é necessária para os candidatos à cirurgia. Ainda assim, para candidatos excelentes, a chance de ficar livre de crises após a cirurgia chega a 6570%, dependendo principalmente da localização do foco. Os procedimentos cirúrgicos podem incluir a ressecção parcial de uma lesão ou a calosotomia do corpo caloso para evitar a generalização secundária das crises. Outra opção cirúrgica utilizada para diminuir a frequência das crises é a implantação de um estimulador do nervo vago (VNS). Este tipo de estimulação diminui a frequência das crises em cerca de 30% dos doentes.

Dada a incidência relativamente elevada de epilepsia, todos os médicos que trabalham com crianças, independentemente da especialidade, irão deparar-se com doentes afectados por esta doença heterogénea. Os cuidados adequados a estes doentes são cruciais, dadas as potenciais consequências para o desenvolvimento tanto do processo epileptogénico subjacente como dos tratamentos que empregamos.

Capítulo 4

Medicamentos geralmente utilizados para a epilepsia infantil

Para 70% dos doentes com epilepsia, os medicamentos podem controlar as crises. No entanto, não podem curar a epilepsia, e a maioria das pessoas terá de continuar a tomar medicamentos.

Um diagnóstico preciso do tipo de epilepsia (e não apenas do tipo de crise, porque a maioria dos tipos de crises ocorre em diferentes tipos de epilepsia) que uma pessoa tem é muito importante para escolher o melhor tratamento. O tipo de medicação prescrita também dependerá de vários factores específicos de cada doente, tais como os efeitos secundários que podem ser tolerados, outras doenças que possa ter e o método de administração aceitável.

Os fármacos antiepilépticos mais utilizados na atualidade são:

Karbamazepina

Primeira escolha para crises parciais, tónico-clónicas generalizadas e mistas.

Os efeitos adversos mais comuns incluem fadiga, alterações da visão, náuseas, tonturas e erupção cutânea.

Fenobarbital

O mais antigo e um dos primeiros medicamentos para a epilepsia ainda em uso. É utilizado para tratar a maioria das formas de convulsões e é conhecido pela sua eficácia e baixo custo. É um dos medicamentos antiepilépticos utilizados nas crises neonatais. Os efeitos secundários podem ser sonolência ou alterações de comportamento.

Diazepam , Lorazepam, Clonazepam

Eficaz no tratamento a curto prazo de todas as convulsões; utilizado frequentemente nas urgências para parar uma convulsão, em particular o estado epilético

A maioria desenvolve tolerância em poucas semanas, pelo que a mesma dose tem menos efeito ao longo do tempo. Os efeitos secundários incluem cansaço, andar instável, náuseas, depressão e perda de apetite. Nas crianças, podem causar baba e hiperatividade.

Clobazam

Terapia complementar para convulsões focais e tónico-clónicas.

Os efeitos secundários possíveis mais comuns podem incluir:

Sonolência, tonturas, confusão, instabilidade, amnésia, dependência, agressividade, erupção cutânea e fraqueza muscular. Este medicamento é menos sedativo do que o clonazepam ou o diazepam. Pode desenvolver-se tolerância.

Etosuximida:

Utilizado no tratamento de crises de ausência. Os efeitos adversos incluem náuseas, vómitos, diminuição do apetite e perda de peso.

Lamotrigina

Trata convulsões parciais, algumas convulsões generalizadas e convulsões mistas. Tem poucos efeitos secundários, sendo raros os casos de tonturas, insónias ou erupções cutâneas.

Levetiracetam

É combinado com outros medicamentos para a epilepsia para tratar convulsões parciais, convulsões generalizadas primárias e convulsões mioclónicas (como choques musculares). Os efeitos secundários incluem cansaço, fraqueza e alterações comportamentais.

Topiramato

Utilizado com outros medicamentos para tratar convulsões tónico-clónicas parciais ou generalizadas. Também é utilizado em crises de ausência. Os efeitos secundários incluem sonolência, tonturas, problemas de fala, nervosismo, problemas de memória, problemas de visão, perda de peso.

Zonisamida

Utilizado com outros medicamentos para tratar convulsões parciais, generalizadas e mioclónicas. Os efeitos adversos incluem sonolência, tonturas, marcha instável, pedras nos rins, desconforto abdominal, dor de cabeça e erupção cutânea.

Lacosamida

Este novo medicamento está aprovado para tratar convulsões parciais em adultos com epilepsia. A lacosamida pode ser usada sozinha ou com outros medicamentos, sob a forma de comprimidos, solução oral ou injeção. Os efeitos secundários incluem tonturas, dores de cabeça e náuseas.

Oxcarbazepina

Usado para tratar convulsões parciais, é um medicamento uma vez por dia usado sozinho ou com outros medicamentos para controlar as convulsões. Os efeitos secundários mais comuns incluem tonturas, sonolência, dores de cabeça, vómitos, visão dupla e problemas de equilíbrio.

Fenitoína

Controla as convulsões parciais e as convulsões tónico-clónicas generalizadas; também pode ser administrado por via venosa (intravenosa) no hospital para controlar rapidamente as convulsões activas, embora, se o medicamento for administrado por via intravenosa, seja normalmente utilizada a fosfenitoína. Os efeitos secundários incluem tonturas, fadiga, fala arrastada, acne, erupção cutânea, espessamento das gengivas e aumento do pelo (hirsutismo). A longo prazo, o medicamento pode causar enfraquecimento dos ossos.

Pregabalina

Utilizado com outros medicamentos para a epilepsia para tratar convulsões parciais, mas é mais frequentemente utilizado para tratar a dor neuropática. Os efeitos secundários incluem tonturas, sonolência, boca seca, edema periférico, visão turva, aumento de peso e dificuldade de concentração e atenção.

Tiagabina

Utilizado com outros medicamentos para a epilepsia para tratar convulsões parciais com ou sem convulsões generalizadas. Os efeitos secundários mais comuns incluem tonturas, fadiga, fraqueza, irritabilidade, ansiedade e confusão.

Gabapentina

Monoterapia e terapia complementar para crises focais com ou sem generalização secundária (quando outros tratamentos não funcionaram). Pode agravar as crises mioclónicas e de ausência.

Os efeitos secundários possíveis mais comuns incluem: Erupção cutânea, diarreia, náuseas, vómitos, boca seca, alteração do apetite, aumento de peso, tensão arterial elevada, retenção de líquidos, confusão, depressão, perturbações do sono, dores de cabeça, tonturas, ansiedade, tremores, instabilidade, sintomas semelhantes aos da gripe, incontinência, impotência e visão dupla.

Primidona

Eficaz para todos os tipos de convulsões, exceto as ausências típicas. Os efeitos secundários podem ser erupção cutânea, hepatite, tensão arterial baixa, sonolência, letargia, depressão, instabilidade, perturbações da memória ou da cognição e náuseas.

Stripentol

Terapia complementar para convulsões tónico-clónicas em crianças com epilepsia mioclónica grave da infância (EMEI ou síndrome de Dravet) em que outros tratamentos não funcionaram.

Os efeitos secundários possíveis mais comuns podem ser náuseas, vómitos, agressividade, anorexia, ataxia (movimentos trémulos), sonolência e excitabilidade.

Perampanel

O medicamento está aprovado para tratar convulsões parciais e convulsões tónico-clónicas generalizadas primárias em pessoas com 12 ou mais anos de idade. O rótulo contém um aviso de potenciais acontecimentos graves, incluindo irritabilidade, agressão, raiva, ansiedade, paranoia, humor eufórico, agitação e alterações do estado mental.

Brivaracetam

Recentemente aprovado em 2016 para utilização como tratamento complementar de outros medicamentos no tratamento de convulsões parciais em doentes com idade igual ou superior a 16 anos. Os efeitos secundários possíveis incluem sonolência, tonturas, fadiga, náuseas e vómitos.

Pirasetam

Utilizado para convulsões mioclónicas em que outros tratamentos não funcionaram. Os efeitos secundários possíveis incluem erupção cutânea, aumento de peso, nervosismo e inquietação hiperactiva.

Valproato, ácido valpróico (Depakene, Depakote)

Utilizado para tratar convulsões parciais, de ausência e tónico-clónicas generalizadas. Os efeitos secundários mais comuns incluem tonturas, náuseas, vómitos, tremores, perda de cabelo, aumento de peso, depressão nos adultos, irritabilidade nas crianças, diminuição da atenção e da velocidade de raciocínio. A longo prazo, o medicamento pode causar enfraquecimento dos ossos, inchaço dos tornozelos e períodos menstruais irregulares. Efeitos mais raros e perigosos incluem perda de audição, danos no fígado, diminuição das plaquetas (células de coagulação) e problemas no pâncreas.

Capítulo 5

VALPROATE

Valproato, ácido valpróico

O valproato (VPA), e as suas formas de ácido valpróico, valproato de sódio e divalproex sódico, são medicamentos utilizados principalmente para tratar a epilepsia e a perturbação bipolar e para prevenir enxaquecas. É útil para a prevenção de convulsões em pessoas com convulsões de ausência, convulsões parciais e convulsões generalizadas. Pode ser administrado por via intravenosa ou oral. Existe uma formulação de comprimidos de ação longa e curta.

Nome genérico: Sodium valproate

Disponível como: Convulex (ácido valpróico com revestimento entérico): cápsulas de 150 mg, 300 mg, 500 mg.

Epilim: comprimidos 200mg, 500mg, comprimidos esmagáveis 100mg, líquido (sem açúcar) 200mg/5ml, xarope 200mg/5ml.

Epilim Chrono: comprimidos de 200mg, 300mg, 500mg.

Epilim Cronosfera: (grânulos) 50mg, 100mg, 250mg, 500mg, 750mg, 1000mg. Episenta (libertação prolongada): cápsulas 150mg, 300mg, grânulos 500mg, 1000mg. Epival: comprimidos de libertação modificada 300mg, 500mg.

Valproato de sódio: comprimidos trituráveis 100mg, 200mg, 500mg, solução oral 200mg/5ml.

Adultos

Dose diária total média**:** 1000mg - 2000mg diários divididos em 1 ou 2 doses, até 2500mg diários.

Doses por dia: 1 - 2

Tratamento**:** Eficaz para todos os tipos de convulsões.

Os efeitos secundários possíveis mais comuns incluem os seguintes.

Queda de cabelo - geralmente não é grave e é geralmente reversível se a dose for reduzida. Náuseas, perturbações gástricas, diarreia e aumento de peso (devido ao aumento do apetite), aumento dos níveis de amoníaco no sangue e redução das plaquetas no sangue. Tem sido associado a ovários poliquísticos e problemas menstruais. O valproato de sódio apresenta um risco mais elevado do que outras DAE de causar problemas de desenvolvimento nos fetos se tomado durante a gravidez. Recomenda-se o aconselhamento pré-concecional.

Crianças

Dose diária total média**:** 1 mês - 12 anos: 25 - 30mg/kg por dia divididos em 2 doses. Até 60mg/kg diários divididos em 2 doses para espasmos infantis.

Doses por dia**:** 2

Tratamento**:** Eficaz para todas as formas de convulsões, incluindo espasmos infantis.

Os efeitos secundários possíveis mais comuns incluem os seguintes.

Erupção cutânea, queda de cabelo - geralmente não é grave e é normalmente reversível se a dose for reduzida. Náuseas, perturbações gástricas, diarreia e aumento de peso (devido ao aumento do apetite). Hiperatividade e problemas de comportamento. Tem sido associado a ovários poliquísticos e problemas menstruais.

O principal medicamento de primeira linha para muitos tipos de epilepsia infantil é o ácido valpróico
(ausência, convulsões generalizadas e alguns tipos de convulsões parciais).

Os efeitos secundários mais comuns incluem náuseas, vómitos, sonolência e boca seca. Os efeitos secundários graves podem incluir problemas hepáticos, pelo que se recomenda a monitorização regular dos testes de função hepática. Outros riscos graves incluem pancreatite e um aumento do risco de suicídio. Sabe-se que pode causar anomalias graves no bebé se for tomado durante a gravidez. Por este motivo, não é normalmente recomendado em mulheres em idade fértil que sofrem de enxaquecas.

Não se sabe exatamente como o valproato actua. Os mecanismos propostos incluem a afetação dos níveis de GABA, o bloqueio dos canais de sódio dependentes da voltagem e a inibição das histonas desacetilases. O ácido valpróico é um ácido gordo de cadeia curta ramificado (SCFA) produzido a partir do ácido valérico.

O valproato tem um amplo espetro de atividade anticonvulsivante, embora seja utilizado principalmente como tratamento de primeira linha para as crises tónico-clónicas, crises de ausência e crises mioclónicas e como tratamento de segunda linha para as crises parciais e espasmos infantis. Também foi administrada com êxito por via intravenosa para tratar o estado epilético.

Efeitos adversos:

Os efeitos adversos mais comuns incluem:

- Náuseas (22%)
- Sonolência (19%)
- Tonturas (12%)
- Vómitos (12%)
- Fraqueza (10%)

Os efeitos adversos graves incluem:

- Hemorragia
- Plaquetas sanguíneas baixas
- Encefalopatia
- Comportamento e pensamentos suicidas
- Baixa temperatura corporal

O ácido valpróico tem uma advertência de caixa negra para hepatotoxicidade, pancreatite e anomalias fetais.

Há evidências de que o ácido valpróico pode causar ossificação prematura da placa de crescimento em crianças e adolescentes, resultando em diminuição da altura. O ácido valpróico também pode causar midríase, uma dilatação das pupilas. Existem evidências que mostram que o ácido valpróico pode aumentar a probabilidade de síndrome dos ovários policísticos (SOP) em mulheres com epilepsia ou perturbação bipolar. Estudos demonstraram que este risco de SOP é mais elevado em mulheres com epilepsia do que naquelas com perturbação bipolar.

Contra-indicações

As contra-indicações incluem:

- Gravidez
- Disfunção hepática aguda ou crónica pré-existente ou história familiar de inflamação hepática grave (hepatite), particularmente relacionada com medicamentos.
- Hipersensibilidade conhecida ao valproato ou a qualquer um dos ingredientes utilizados na preparação
- Perturbações do ciclo da ureia
- Porfiria hepática
- Hepatotoxicidade
- Doença mitocondrial
- Pancreatite
- Porfiria

Capítulo 6

O nosso relato de caso:

A nossa doente, uma menina de 12 anos de idade, apresentou-se no nosso serviço de neurologia com queixas de espasmos mioclónicos intensos e frequentes, sem perturbação da consciência, com cerca de 20-30 ataques por dia, especialmente durante a manhã. Os espasmos mioclónicos apareceram pela primeira vez aos 9 anos de idade e começaram a ocorrer frequentemente quase todos os dias de manhã desde essa altura, envolvendo sobretudo os braços de forma simétrica, sem perturbação da consciência. Não ocorreram convulsões tónico-clónicas generalizadas. O exame neurológico da doente era normal, apenas se notando um ligeiro tremor nas extremidades superiores. A rapariga apresentava também graves perturbações psiquiátricas. A doente estava confusa e agitada. Sofria de alucinações auditivas e tinha dificuldades em dormir. A ressonância magnética do cérebro era normal. O registo do EEG em vigília mostrou descargas bilaterais síncronas fronto-centrais (poli) de ondas espigadas com fotossensibilidade, o que é semelhante às caraterísticas do EEG na EMJ (Epilepsia Mioclónica Juvenil).

Com base nos achados clínicos e no EEG, colocámos o diagnóstico de epilepsia mioclónica generalizada. A doente começou a tomar ácido valporico 20mg/kg por dia. Após um mês de prescrição do medicamento, a paciente estava absolutamente livre de convulsões. Repetimos o exame EEG e não havia quaisquer anomalias. As análises ao sangue (CBC, ALT, GGT, nível sanguíneo de ácido valporico) estavam dentro dos limites normais, apenas o nível de plaquetas estava baixo (77000/ml). Não havia outros factores de risco para trombocitopenia ou qualquer história anterior. O fármaco foi imediatamente suspenso e repetiu-se outro hemograma após uma semana. A sua contagem de plaquetas aumentou para 274000 /ml. O ácido valporico foi substituído por levetiracetam para o tratamento das crises mioclónicas.

Discussão:

Os efeitos secundários comuns no sistema hematopoiético deste fármaco antiepilético altamente utilizado incluem tempo de hemorragia anormal, trombocitopenia e tempo de tromboplastina parcial com diminuição dos níveis de fibrinogénio e tempo de protrombina prolongado, levando a petéquias, hematoma, nódoas negras e epistaxe. O medicamento pode induzir erupções maculares pruriginosas. Foi referido que pode haver dois mecanismos possíveis para induzir a trombocitopenia. O primeiro é que o VPA tem um efeito tóxico direto na medula óssea. O segundo mecanismo é o facto de o VPA poder estimular a formação de auto-anticorpos contra as plaquetas. Sugere-se que o conteúdo de eritrócitos e trombócitos baixou quase 30% e 10%, respetivamente, em doentes em monoterapia com o medicamento.

O nosso caso, à semelhança de outros casos, mostra que o tratamento com ácido valpróico (monoterapia) pode estar associado a trombocitopenia. Este caso mostra a trombocitopenia induzida pelo tratamento com ácido valporico em monoterapia numa rapariga jovem após um primeiro mês de tratamento. O risco de trombocitopenia após a utilização de ácido valporico é de 5%, e o risco aumenta com o nível de ácido valporico no sangue e com a idade do doente.

Conclusão:

O exame de sangue comum (CBC) deve ser verificado com frequência em todos os pacientes tratados com ácido valporico. Os riscos causados pela trombocitopenia podem ser facilmente evitados interrompendo rapidamente o medicamento e verificando o hemograma dos doentes todas as semanas até a contagem de plaquetas normalizar.

Referências:

1. "Valporic acid" The American Society OfHealth-System Pharmacists-Retrieved Oct 23,2015-

2." Depakine, Stavzor (ácido valporico) dosagem, indicações, interações, efeitos adversos e mais. "MedscapeReference.web MD- Retrieved 13 February, 2014

3. Reese JA, LiX, TerrellDR, etal-Universidade de OklahomaCentro de Ciências da Saúde, Platelets Web-www-ouhsc-edu/platelets-Acessado em 2 de agosto de 2013

4. Instituto Nacional do Coração, Pulmão e Sangue-Trombocitopenia-http-///www-nhlbi-nih-gov/health/health- topics/topics/thcp/trials-html-Acessado em 12 de agosto de 2012

5. Valporic acid-National Library ofMedicine HSDB- (Revised: July 2014)

6. Perfis clínicos e hematológicos durante o tratamento com valproato de doentes epilépticos com deficiência intelectual - P- Kaipainen, T- Westermarck, F- Atroshi, M- Kaski e M- Iivanainen 2014

7. Um caso de trombocitopenia associada ao tratamento com ácido valporico-Prim-Care Companion CNS disorders- 2013 15(4): PCC 1301526

8. Acharya S,Bussel JB- Toxicidade hematológica do valporato de sódio- J PediatrHematolOncol- 2000:22(1):62-65-

9. Conley EL, ColeyKC, PollockBG ,etal- Prevalência e risco de trombocitopenia com ácido valporico: experiência num hospital psiquiátrico universitário-Pharmacotherapy-2001:21(11):1325-1330-

10. Trombocitopenia Induzida por Medicamentos Gian Paolo Visentin, MD e Chao Yan Liu, MD[c]

11. Abrams CS- Thrombocytopenia- In: Goldman L, Schafer AI, eds- 25th ed-Philadelphia, PA: Elsevier Saunders; 2016: cap. 172

12. Warkentin TE- Trombocitopenia causada por destruição de plaquetas, hiperesplenismo ou hemodiluição- In: Hoffman R, Benz EJ Jr, Silberstein LE, et al-,

Eds- Hematology: Basic principles and practice- 6th ed- Philadelphia, PA: Elsevier Saunders; 2013: cap 134-

13. NIH Instituto Nacional do Coração, Pulmão e Sangue - Trombocitopenia

14. Estudos de casos de epilepsia pediátrica. Kevin Chapman. Jong M. Rho/2008

15. Baker G. Depressão e suicídio em adolescentes com epilepsia

16. Comissão de Classificação e Terminologia da Liga Internacional contra a Epilepsia. Proposta de revisão da classificação das epilepsias e síndromes epilépticas.

17. Guerrini R. Epilepsia em crianças. Lancet.2006. 367: 499-524

18. Korff C, Nordli D (2006) Síndromes de epilepsia na infância. Pediatr.Neurol.34:253-263

19. Pohlmann-Eden B, Beghi E, Camfield C, Camfield P.(2006) The firs seizure and its management in adults and children.BMJ 332: 339-342

20. Web Md Medicamentos para a epilepsia para tratar as crises

21. Lista de medicamentos antiepilépticos - Sociedade de Epilepsia

22. Trombocitopenia Induzida por Medicamentos Gian Paolo Visentin, MD e Chao Yan Liu, MD

23. Trombocitopenia imune induzida por fármacos: patogénese, diagnóstico e tratamento.

Richard H Aster, Brian R Curtis, Janice G McFarland e Daniel W Bougie

24. Engel J.(1999) A proposed diagnostic scheme for people with epileptic seizures and with epilepsy: report ofILAE Task Force on Classification and Terminology.Epilepsia 42:796-803

25. Guerrini, R. (2006) Epilepsia nas crianças. Lancet 367: 499-524

26. Korf C, Nordli D,(2006) Epilepsy syndromes in infancy. Ped.Neurol.34:253- 263

27. Battino D, Estienne M, Avanzini G. (1995) Clinical pharmacokinetics of antiepileptic drugs in paediatric patients.

28. Miura H. (2000) Developmental and therapeutic pharmacology of antiepileptic drugs.Epilepsia41.suppl9, 2-6

29. Perucca E (2006) Clinical pharnacokinetics of new generation antiepileptic drugs at the extremes of age.Clin.Pharmacokinet45(4):351-63

30. 1. Aster RH, George JN. Trombocitopenia induzida por fármacos. In: McCrae K, editor. Thrombocytopenia. NewYork: Marcel-DakkerInc; 2006. pp. 145-77.

31. Van den Bemt PM, Meyboom RH, Egberts AC. Trombocitopenia imune induzida por medicamentos. Drug Saf.2004;27:1243-52.

32. Warkentin TE. Trombocitopenia induzida por heparina: diagnóstico e tratamento. Circulation. 2004;110:e454-

33. Shulman NR. Imunorreacções envolvendo plaquetas. I. Um modelo estérico e cinético para a formação de um complexo a partir de um anticorpo humano, quinidina como hapteno e plaquetas; e para a fixação do complemento pelo complexo. J Exp Med. 1958;107:665-90.

34. Aster RH, Bougie DW. Trombocitopenia imune induzida por medicamentos. N Engl J Med. 2007;357:580-7.

35. Aster RH. Os medicamentos podem causar púrpura trombocitopénica autoimune? Semin Hematol. 2000;37:229-38.

36. George JN, Raskob GE, Shah SR, Rizvi MA, Hamilton SA, Osborne S, Vondracek T. Drug-induced thrombocytopenia: a systematic review of published case reports. Ann Intern Med. 1998;129:886-90.

37. George J, Rizva M. Thrombocytopenia. In: Beutler ELM, Coller B, Kipps T, Seligsohn U, editores. williams Hematology. 6. New York: McGraw Hill; 2005. pp. 1479-94.

38. Li X, Hunt L, Vesely SK. Trombocitopenia induzida por medicamentos: uma revisão sistemática actualizada. Ann Intern Med.2005;142:474-5.

39. Swisher KK, Li X, Vesely SK, George JN. Trombocitopenia induzida por

medicamentos: uma revisão sistemática actualizada, 2008. Drug Saf. 2009;32:85-6. 8

40. Dlott JS, Danielson CF, Blue-Hnidy DE, McCarthy LJ. Púrpura trombocitopénica trombótica induzida por drogas⁄ síndrome urémica hemolítica: uma revisão concisa. Ther Apher Dial. 2004;8:102-11.

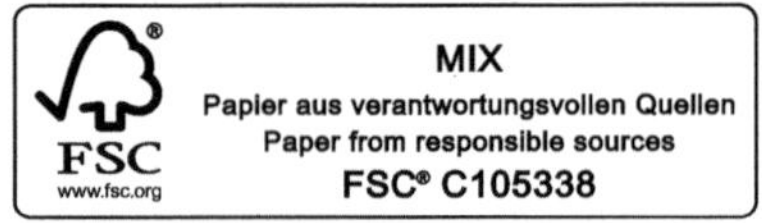

Printed by Books on Demand GmbH, Norderstedt / Germany